TRAITEMENT

DE

L'ANGINE DIPHTHÉRIQUE

AU DÉBUT

Par l'emploi exclusif des grands lavages thymiques

Par le Dr E. GALLOIS

Par le Dr E. GALLOIS
Professeur adjoint au cours départemental d'accouchements.

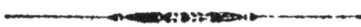

GRENOBLE

IMPRIMERIE F. ALLIER PÈRE ET FILS
8, Grande-Rue. 8

1889

TRAITEMENT

DE

L'ANGINE DIPHTHÉRIQUE

AU DÉBUT

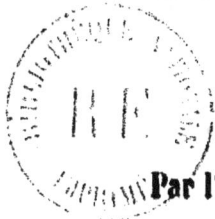

Par l'emploi exclusif des grands lavages thymiques

Par le Dr E. GALLOIS
Professeur adjoint au cours départemental d'accouchements.

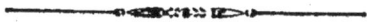

———— ·✦✦✦· ————

GRENOBLE
IMPRIMERIE F. ALLIER PÈRE ET FILS
8, Grande-Rue, 8
———
1889

TRAITEMENT

DE

L'ANGINE DIPHTHÉRIQUE

AU DÉBUT

Par l'emploi exclusif des grands lavages thymiques.

Au mois de juin de cette année, j'ai fait à la Société de Médecine de l'Isère une première communication sur un mode de traitement de l'angine diphthérique, inauguré par moi en octobre 1887, continué sans interruption depuis cette époque, et dont les résultats ont été si remarquables que je crois devoir signaler aujourd'hui non seulement les détails pratiques de la méthode, mais aussi les principes sur lesquels elle est basée. Je tiens à prouver ainsi qu'il n'est point question d'un remède contre la diphthérie, mais d'une méthode générale de traitement qui n'emprunte rien à l'empirisme et découle en quelque sorte nécessairement de nos connaissances actuelles sur la diphthérie et l'enchaînement régulier de ses manifestations.

Il ne sera question, dans ce travail, que de l'angine, considérée comme le point de départ à peu près constant de la diphthérie, tous les autres symptômes n'étant, dans l'immense majorité des cas, qu'une conséquence de l'angine, et devant même faire plus ou moins complètement défaut si le foyer infectieux est, dès son apparition, détruit sur place ou au moins rendu inoffensif.

Je laisserai donc complètement de côté, dans ce premier travail, la question du croup et, par conséquent, de la trachéotomie, qui restera toujours le traitement d'urgence indiqué avant tout autre dans les formes rapidement asphyxiques de la maladie.

Je n'aborderai pas davantage l'étude des complications tardives. Ce sujet, bien qu'il donne lieu à des considérations thérapeutiques aujourd'hui bien définies, est trop vaste pour qu'il me soit possible de le traiter ici avec tous les développements qu'il comporte.

I. — Résumé de nos connaissances actuelles sur les causes de la diphthérie.

La première description exacte du parasite de la diphthérie est due à KLEBS et remonte à 1873 (1). Les premières cultures réussies ont été obtenues par LŒFFLER (2).

Cette étude a été reprise par ROUX et YERSIN (3), lesquels ont confirmé de tous points les résultats obtenus par leurs prédécesseurs et ont eu le mérite de prouver, par des expériences précises, l'existence d'un poison soluble sécrété au niveau des colonies bacillaires et cause de la plupart des accidents tardifs de la diphthérie.

Le bacille de KLEBS et LŒFFLER est un bâtonnet rectiligne ou un peu incurvé, long comme celui de la tuberculose, mais un peu plus épais, et comme lui dépourvu de mouvements. Il se laisse très bien colorer par le bleu de methylène et n'est qu'incomplètement décoloré par la méthode de GRAMM, les extrémités tendant à rester un peu plus colorées que le milieu du bâtonnet. Une température de 60° le détruit, mais ses spores, d'ailleurs assez rares dans les cultures, résistent à 100°. — ROUX et YERSIN ont pleinement confirmé ce fait, avancé par KLEBS et LŒFFLER, que le bacille diphthérique ne se retrouve ni dans le sang, ni dans les organes profonds.

L'inoculation réussit très bien chez le lapin, le cobaye, le chien, le pigeon, moins facilement chez le rat et la souris. Il importe, pour la faire réussir, d'excorier légèrement la muqueuse et la peau et d'empêcher la dessiccation trop rapide de la plaie.

Souvent les animaux inoculés meurent avant qu'on ait pu observer chez eux les paralysies caractéristiques ; mais pour peu que la maladie se prolonge, les paralysies apparaissent avec les mêmes caractères que chez l'homme.

Les recherches de ROUX et YERSIN sont intéressantes, surtout au point de vue de l'étude du poison soluble. L'existence même de ce poison est démontrée par ce fait qu'un bouillon de culture du ba-

---

(1) Klebs (*Beitræge zur Kenntniss der Microcoxen*), 1873.
(2) Lœffler (*Mittheilungen des K. Gesundheitsamte*, t. II, Berlin, 1884.
(3) Roux et Yersin (*Annales de l'Institut Pasteur*, décembre 1888, juin 1889.

cille diphthérique, filtré et parfaitement stérile, reproduit la maladie moins les fausses membranes, quand on l'injecte soit dans le tissu cellulaire, soit dans les veines. Ce poison semble être fort actif. Roux et Yersin ont étudié avec soin les conditions qui font varier son activité. C'est ainsi que le pouvoir toxique atteint son maximum lorsque le milieu, primitivement acide, est devenu alcalin. Le poison diphthérique offre une certaine analogie avec les diastases. Roux et Yersin l'ont recherché avec succès dans les organes profonds d'enfants morts de diphthérie.

La preuve est donc bien faite en ce qui concerne la spécificité du bacille de Klebs.

L'absence de ce bacille, ou tout au moins son extrême rareté dans les organes profonds, est déjà une première preuve que la diphthérie, en tant que maladie bactérienne, est en même temps une maladie superficielle. On pourrait, de ce seul fait, conclure qu'elle est aussi primitivement locale, et il ressort des expériences déjà citées que le poison diphthérique est nécessairement lié au développement des colonies parasitaires, se produit à leur niveau et devra faire plus ou moins complètement défaut si, par un moyen quelconque, on arrête à leur début le développement des colonies.

Faisant abstraction du parasite, dont la connaissance est forcément de date récente, cette idée n'est pas nouvelle et n'avait pas échappé à Trousseau. Ce remarquable observateur, auquel il faut toujours revenir quand on veut avoir sur les maladies de l'enfance des idées générales toujours basées sur l'observation, comparait non sans raison la diphthérie à la pustule maligne où « en attaquant directement l'affection locale, nous enrayons la maladie générale dont cette affection était une première manifestation. »

On s'est servi bien souvent des résultats désastreux donnés par la cautérisation pour combattre cette idée juste ; mais il ne nous sera pas difficile de démontrer que si la destruction de la pustule maligne par un caustique actif est chose facile et recommandable, il n'en est plus du tout de même de la destruction physique ou même chimique des fausses membranes qui tapissent l'arrière-bouche et surtout les anfractuosités des amygdales.

Nous espérons prouver encore que cette destruction ne serait admissible que si elle était ou totale ou inoffensive et n'exposait pas à multiplier inutilement les points possibles d'inoculation pour les parasites non détruits, et les surfaces d'absorption pour le poison déjà sécrété.

Revenant à la question de l'origine locale de la diphthérie et en dehors même des résultats expérimentaux si nets obtenus par Roux et Yersin, c'est dans l'étude même des différents traitements employés jusqu'ici que nous allons trouver des preuves.

II. — Énumération et critique des méthodes de traitement les plus connues.

A. — Méthodes exclusivement générales :

1º ÉMISSIONS SANGUINES. — Passons.

2º RÉVULSIFS. — Passons.

3º MÉDICAMENTS DITS ALTÉRANTS. — *Mercuriaux* tels que le calomel à doses réfractées ou les frictions mercurielles. Action sur la diphthérie parfaitement nulle ; en revanche, accidents fréquents et, dans les cas heureux, prolongation notable de la convalescence. (BARBOSA.) — (SANNÉ.)

Alcalins. — Longtemps employés, surtout en Angleterre et en Allemagne ; parfaitement abandonnés aujourd'hui.

Émétiques. — Action comparable à celle des émissions sanguines et certainement plus dangereuse que l'expectation simple.

4º BALSAMIQUES. — *Copahu, cubèbe, santal.* — Méritent une mention à part, non que leur utilité soit démontrée, mais en raison de l'enthousiasme qui a accueilli la vulgarisation de la méthode. — J'avoue, à ma honte, avoir employé pendant plusieurs années le magma indigeste formulé par TRIDEAU ; mais je m'empresse de reconnaître aujourd'hui que je n'en ai jamais obtenu d'autres effets que la production d'un dégoût assez profond pour la nourriture et d'une diarrhée souvent rebelle.

5º SPÉCIFIQUES. — *Perchlorure de fer à l'intérieur.* (AUBRUN.) — (COURTY.) — À la dose de 4 ou 7 grammes par jour, résultats passables prouvant seulement que cette médication est inoffensive. — *Soufre et sulfureux.* — Résultats prodigieux d'après JODIN ; mais ces prodiges ne se seraient pas renouvelés (SANNÉ). — La statistique de TAMBORLINI, qui se servait de l'*hyposulfite de soude*, est de 105 guérisons sur 110 cas. Mais cet auteur ne se bornait pas au traitement interne. Même observation pour le *sulfure de calcium*

(Fontaine). — *Phénol* et ses dérivés : Encore une statistique merveilleuse de Prota-Giurleo et de Francesco de Naples ; mais là encore il a été fait en même temps un traitement local.

Acide salicylique (Karl. Fontheim). — Autre méthode de traitement interne dans laquelle on fait surtout du traitement local. Traitement mal toléré. Résultats actuels moins bons qu'au début.

Benzoate de soude. — Letzrich et plus tard Brondel, d'Alger, ont vivement recommandé ce produit. Le benzoate de soude se donne à la dose de 7 à 8 grammes chez des enfants de 1 à 3 ans. Pour l'adulte, il faut de 15 à 20 grammes. Même en adjoignant à ce traitement des insufflations locales, Gn.endiger, de Vienne, a eu 8 morts sur 17 cas. Toutefois, les résultats obtenus par Brondel sont infiniment meilleurs. L'action spécifique du benzoate de soude est vivement contestée par Masius et Sanné.

Eucalyptus (Walker) ; *Sulfate de quinine* (Weis) ; *Acide lorique* (Vertheimber) ; *Veratrum viride* (Boyd). — Action toujours merveilleuse, au dire des promoteurs de ces diverses méthodes qui n'ont sans doute pas donné entre d'autres mains les mêmes résultats et sont aujourd'hui parfaitement abandonnées.

En résumé, et en ce qui concerne le traitement exclusivement interne, nous arrivons à cette conclusion que, abstraction faite des médicaments franchement nuisibles, tels que les mercuriaux et les émétiques, la plupart des autres sont à peu près inoffensifs, mais n'ont d'action que si l'on y joint un traitement local.

Je ne m'étendrai pas sur les médications dites toniques : *alcool, quinquina*, etc. Je crois que leur action bienfaisante a été exagérée, surtout quand l'administration de ces substances se fait aux dépens de l'alimentation lactée. Les toniques ne peuvent être d'ailleurs considérés que comme adjuvants, surtout si l'on envisage plus particulièrement le traitement du symptôme angine.

B. — Méthodes exclusivement locales.

1° Caustiques. — Le *cautère actuel*, l'*acide sulfurique*, l'*acide azotique*, sont avec raison unanimement rejetés aujourd'hui. Trousseau lui-même, bien que convaincu de l'utilité de la destruction sur place de la maladie locale, repoussait les caustiques. Ce remarquable observateur n'avait certainement pas manqué de voir que la cautérisation est illusoire parce qu'elle ne peut être totale, et que, de plus, elle est nuisible, parce que dans un milieu où les causes d'infection sont multipliées, la production d'une plaie est toujours un danger. Il avait cependant recours quelquefois à l'*acide chlorhydrique*, caustique peu actif et par conséquent moins dangereux, mais actuellement abandonné lui aussi pour les mêmes motifs. Tout au plus ce mode de traitement pourrait-il être conservé pour les cas dans lesquels la lésion primitive est à la fois très localisée et très accessible, aux lèvres ou à la peau par exemple, et peut être sûrement détruite sur place par une seule cautérisation.

L'*azotate d'argent* solide, le vulgaire crayon des anciennes trousses, est bien certainement le plus mauvais de tous les caustiques. Non seulement son action est tout à fait superficielle, grâce à la couche d'albuminate d'argent insoluble qu'il forme au contact des tissus, mais encore le seul fait d'un attouchement par un corps aussi dur et rugueux ne peut manquer de produire des excoriations funestes. Il a, de plus, l'inconvénient de produire sur les muqueuses des taches blanches qui, parfois, ressemblent à s'y méprendre aux fausses membranes diphthériques, et peuvent mettre le médecin traitant dans le plus grand embarras.

2º Astringents. — Le *sulfate de cuivre* en crayons a les mêmes inconvénients que l'azotate d'argent au point de vue de son action traumatique. Sous forme de solution saturée, il a été employé avec succès par Trousseau. Bien qu'on ait rangé le sulfate de cuivre parmi les astringents, son action bienfaisante s'explique surtout par son pouvoir antiseptique et son innocuité par l'absence de traumatisme. Nous n'avons pas de ce produit une expérience suffisante pour pouvoir le recommander, ni même en apprécier la valeur ; il nous paraît toutefois devoir prendre place parmi ceux qui sont à la fois utiles et à peu près inoffensifs.

Perchlorure de fer. (Aubrun.) — (Isnard.) — (Jacobi.) — Avec plus d'inconvénients que le sulfate de cuivre, ce médicament, employé en badigeonnages avec un pinceau souple, rentre dans la catégorie des substances utiles. Son application est malheureusement douloureuse, désagréable. Elle augmente la dysphagie et la répugnance des enfants pour l'alimentation (Sanné).

Nous aurons à revenir sur la question des badigeonnages en général, et si je signale particulièrement le perchlorure de fer, ce n'est pas que je lui reconnaisse un avantage quelconque sur d'autres médicaments analogues, mais c'est que beaucoup de praticiens croient encore à son action spécifique. Je suis loin de partager cette opinion et il serait, je crois, assez facile de démontrer que tous les badigeonnages faits avec des substances variées, mais de la même façon, agissent de même (1).

Ces quelques réflexions me dispensent d'insister sur la *teinture d'iode*, le *tannin*, l'*alun*, le *borax*.

Le *jus de citron* (REVILLOUT) — (BOUFFÉ) mérite une mention à part, non seulement parce que c'est un remède populaire bien qu'inoffensif et même utile, mais parce que son action me parait devoir être expliquée. — Le jus de citron me parait agir mieux que la plupart des moyens locaux déjà cités : 1° parce qu'on l'emploie plus largement ; 2° parce qu'il est acide. Je n'insiste pas sur la première raison, qui est évidente. Quant à la deuxième, tous ceux qui ont fait de la bactériologie savent qu'autant les milieux de culture un peu acides sont favorables au développement des mucédinées, autant ils paraissent entraver celui des bactéries. — D'ailleurs, ROUX et YERSIN ont prouvé récemment que le poison soluble de la diphthérie n'est vraiment actif que lorsqu'il est alcalin. Quoi donc d'étonnant à ce qu'en maintenant l'acidité des liquides de l'arrière-gorge, on empêche le développement du parasite. Et cependant le jus de citron ne suffit pas, parce qu'il n'est pas assez actif, parce que son emploi, déjà plus large que celui de beaucoup d'autres topiques, ne peut pas être assez large encore, parce qu'enfin il nécessite l'emploi du pinceau ; c'est son principal inconvénient.

Le *chlorate de potasse*, autre remède populaire, n'a pas la valeur du précédent. Pris à l'intérieur, il peut être toxique. Localement son action est au moins douteuse. Même observation pour l'*eau bromée* (SCHUTZ).

Le *soufre* non lavé (BARBOSA), employé en insufflations, agit probablement par l'acide sulfureux et les traces d'acide sulfurique qu'il renferme. Ce médicament, assez inoffensif, s'est montré fort infidèle.

---

(1) Je suis heureux de me trouver sous ce rapport en parfaite communauté d'idées avec M. le Dr Guelpa qui, dans un article récent (mai 1889) du *Journal de Médecine de Paris*, étudie la question de savoir pourquoi telle ou telle méthode donne de bons résultats à certains praticiens et non à d'autres. Je n'avais pas connaissance de cet article, dont les conclusions sont les mêmes que les miennes au point de vue des principes qui doivent diriger le traitement.

Le *resorcine* (CALLIAS), *l'essence de térébenthine* (TAUBE), le *camphre phéniqué* (SOULEZ), employés en badigeonnages, *l'huile de pétrole* (ARCHAMBAULT), *intus et extra*, ont pu donner de bons résultats, mais sont des produits désagréables et d'un emploi difficile.

Il ressort de cette énumération déjà longue, quoique nécessairement fort incomplète, que la plupart des substances plus ou moins antiseptiques, employées sous forme de badigeonnages, ont donné des résultats excellents dans certains cas, nuls dans beaucoup d'autres. Cette infidélité d'action ne saurait s'expliquer mieux que par l'impossibilité d'atteindre toujours toutes les colonies ; on détruit celles qui sont immédiatement en contact avec le topique, mais celles qui échappent à son action continuent à pulluler. Dans ces conditions, le résultat dépend donc du plus ou moins de soins apportés à l'opération, de la répétition plus ou moins fréquente de l'application, de la masse de substance employée et de la facilité plus ou moins grande à faire pénétrer le médicament au contact des points malades. Leur action est donc d'une manière générale utile, mais faible et surtout infidèle.

En présence de ces conclusions, devons-nous renoncer aux badigeonnages antiseptiques ou profiter de leur action même insuffisante et les utiliser comme complément d'un traitement plus actif. Jusqu'en 1887, j'avais adopté cette dernière manière de voir. Actuellement, je n'hésite pas à dire qu'*il faut mettre entièrement de côté les badigeonnages quels qu'ils soient et, dans tous les cas, sans exception*. Je crois qu'il serait difficile de trouver un antiseptique plus efficace que l'acide phénique à $\frac{1}{10}$. Or, j'ai vu s'étendre dans des proportions énormes des fausses membranes ainsi traitées ; aux fausses membranes s'ajoutent des brûlures, des plaies étendues, et bien que dans quelques cas la guérison puisse s'obtenir, elle est loin d'être la règle, tandis que dans des cas tout semblables, de même provenance épidémique, et souvent chez d'autres enfants d'une même famille, j'ai vu d'une manière constante la guérison s'obtenir autrement, sans peine, mais surtout sans badigeonnages.

L'un des principes fondamentaux de la méthode que je préconise est donc la suppression de ce moyen local. Tout au plus serait-il admissible si nous n'avions à notre disposition une thérapeutique plus facile et plus sûre. Et, d'ailleurs, la méthode des badigeonnages serait-elle bonne, qu'elle serait toujours peu pratique. Il faut une habitude très grande de la médecine infantile pour parvenir à badigeonner efficacement des plaques diphthériques de l'arrière-gorge. En aucun cas ce traitement ne peut être confié aux parents, et que deviendrait le médecin si en temps d'épidémie persistante, comme c'est actuellement le cas à Grenoble, il était astreint à faire toutes les deux ou trois heures, *jour et nuit*, chez tous ses petits malades, un badigeonnage sérieux ?

INHALATIONS :

Acide sulfureux (RAYE).
Fumigations mercurielles (CORBIN).
Fumées de goudron et de térébenthine (DELTHIL).
Vapeurs phéniquées (RENOU).
Acide fluorhydrique (BERGERON), (CHEVY).

Dans les diverses méthodes du traitement ainsi compris, il serait assez difficile de faire exactement la part de ce qui revient à l'action locale et de ce qui, au contraire, peut être considéré comme le résultat d'une absorption médicamenteuse.

D'ailleurs, à part RENOU, de Saumur, qui a fait à ce sujet diverses communications et qui se borne à un traitement à peu près exclusif par les vaporisations phéniquées, la plupart ajoutent aux vaporisations divers traitements à action locale plus manifestes.

Le traitement de RENOU, basé sur cette idée fausse que la diphthérie est une maladie primitivement générale, aurait donné cependant des résultats excellents, puisque sur 7 cas d'angine sans croup il a eu 7 guérisons ; sur 14 cas de croup non opéré, 12 guérisons ; sur 50 cas de croup opéré, 36 guérisons. Ce dernier chiffre est le plus important, en ce qu'il diffère sensiblement du taux moyen des guérisons dans les cas de croup opéré. Rapproché des précédents, il montre surtout que chez les malades observés par M. RENOU, les formes laryngées ont été les plus fréquentes.

Il semble donc que les vaporisations phéniquées aient une action bienfaisante indéniable. Il est regrettable que des symptômes d'intoxication soient toujours à redouter, et c'est d'autant plus fâcheux que ce procédé est l'un de ceux qu'il est le plus facile de faire adopter par l'entourage des malades.

Il faut reconnaître, d'ailleurs, que tous les expérimentateurs n'ont pas été aussi heureux et, pour ma part, j'ai vu ce traitement suivi avec soin ne donner que des résultats médiocres.

Je considère comme au moins aussi actif et comme moins dangereux le traitement par les fumigations fluorhydriques. Je ne l'ai cependant jamais employé d'une manière exclusive, mais seulement comme complément des grands lavages et surtout dans les périodes tardives de la maladie, après la guérison de l'angine. Dans un cas de bronchite diphthérique extrêmement grave, il m'a paru faire merveille, et je continue à l'employer souvent pendant la convalescence. L'action apéritive de l'acide fluorhydrique me paraît surtout précieuse.

Mais, en résumé, il me semblerait imprudent de compter sur l'un de ces moyens pour traiter l'angine au début, et toutes les fumigations me paraissent devoir être considérées seulement comme le complément utile d'un traitement plus actif.

VOMITIFS. — La médication vomitive est encore de celles qui ne peuvent être classées ni parmi les traitements internes, ni parmi les traitements locaux. Le rôle important, beaucoup trop important à mon avis qu'a joué cette médication jusqu'à ce jour, rend utiles quelques réflexions.

Il me semble, en effet, nécessaire de se rendre bien compte des raisons pour lesquelles les vomitifs ont paru donner dans quelques cas des résultats nettement favorables, alors que le plus souvent leur action est nuisible, désastreuse, et qu'ils ont évidemment causé la mort d'un nombre considérable d'enfants.

Et d'abord l'*ipécacuanha* (je prends comme type ce vomitif, le plus employé) n'est pas un spécifique; son action, au point de vue de la diphthérie, est nulle; au point de vue de l'état général de l'enfant, elle est déprimante et mauvaise.

L'action locale sur les fausses membranes est elle-même contestable. Il faut qu'une fausse membrane soit bien peu adhérente pour que des efforts de vomissement parviennent à la détacher, et si cette adhérence est faible, quelques grands lavages à l'irrigateur en auront bien plus facilement raison.

Dépourvu d'action générale utile, dépourvu d'action locale suffisante, à quoi peut donc servir l'ipéca ?

Cette médication est malheureusement assez répandue pour qu'il soit actuellement facile de s'en rendre compte. L'ipécacuanha et les autres vomitifs agissent comme moyen de débarrasser l'estomac de tous les détritus plus ou moins putréfiés, des poisons solubles et des colonies parasitaires tombés du pharynx dans cet organe; c'est un procédé de nettoyage de l'estomac dans les cas où l'arrière-gorge de l'enfant est un véritable foyer pestilentiel; c'est donc un accessoire du traitement dans une période déjà avancée de la maladie; c'est un médicament à indications exceptionnelles, au même titre qu'un lavement dans la constipation ; mais les vomitifs ne sauraient faire la base d'une méthode générale du traitement, et surtout *ils ne peuvent, en aucun cas, rendre le moindre service au début de la maladie.* Encore nous semble-t-il que les indications de ce mode de traitement doivent devenir de plus en plus rares si, comme nous le conseillons, on ne laisse pas aux fausses membranes le temps de se développer et si l'on prévient toute décomposition putride et toute sécrétion toxique à leur niveau. Si même on devait, ce que je n'ai pas eu une seule fois depuis deux ans l'occasion de faire, recourir exceptionnellement à un vomitif, il vaudrait mieux s'adresser à l'apomorphine en injection sous-cutanée. On obtiendrait ainsi le vomissement rapide, presque sans nausées, tout en évitant l'action dépressive et toxique de l'ipéca (1).

GLACE. — Le froid employé sous forme de glace *intus et extra* est une médication allemande, recommandée aussi en France par BLEYNIE, et qui jouit encore en Autriche d'une réputation justifiée. Son action purement locale s'explique bien, puisque le froid réalise précisément une des conditions indispensables du traitement tel que nous devons le comprendre aujourd'hui. Il arrête le développement des colonies bacillaires. Malheureusement cette action n'est que passagère et demande à être longtemps soutenue. Le froid ne tue pas le parasite, et l'amélioration obtenue est toujours de courte durée. C'est au moins un moyen inoffensif et qui, dans

---

(1) Cette action funeste de l'ipéca est manifeste, surtout dans les cas où les vomissements ne l'ont pas rejeté. Je citerai ici brièvement une observation à l'appui :

En 1884, j'ai vu une petite fille de neuf ans atteinte d'angine diphthérique légère, mais avec extension rapide au larynx. Croup manifeste dès le lendemain. La mère, qui est accoucheuse, avait donné, dès le début, de l'ipéca et du cubèbe. Appelé le deuxième jour, je trouve une enfant à peu près asphyxiée, entièrement inerte ; l'angine est toujours légère, bien que suffisante pour permettre d'affirmer la diphthérie. Depuis plusieurs heures la mère ingurgite à cette enfant du sirop d'ipéca, et il en a été donné dans la journée plus de 80 grammes sans qu'un seul vomissement se soit produit. — L'asphyxie est si prononcée qu'avec un seul aide je fais la trachéotomie sans même faire immobiliser l'enfant. — Dès l'introduction de la canule, la respiration se rétablit ; l'enfant commence à regarder autour d'elle et peu à peu revient à la vie, au point que quinze ou vingt minutes plus tard elle paraissait hors de danger. — Mais, en moins d'une heure, changement complet dans son état. Le pouls devient de plus en plus petit, filiforme, la face pâlit et, la respiration étant libre, l'enfant meurt tranquillement moins de deux heures après l'opération.

Dans un cas aussi rapide, il n'y a à faire intervenir, pour expliquer la mort, ni l'intoxication diphthérique, ni la dégénérescence cardiaque, qui n'avaient pas eu le temps de se produire, ni l'asphyxie qui manifestement faisait défaut. Je reste absolument convaincu que, dans ce cas particulier, l'absorption d'une dose toxique d'ipéca a été la seule cause de la mort.

les cas à marche très rapide, peut rendre les plus grands services. Employé dès le début, il permet de gagner du temps et, dans les cas dejà avancés, il favorise nettement le décollement des fausses membranes volumineuses.

On pourra objecter que cette méthode s'accommode fort mal avec les idées saugrenues qui ont cours en France sur l'influence du froid dans les maladies. Il n'y a pas lieu de s'arrêter à des considérations de ce genre, et le médecin parvient presque toujours, quand il sait s'y prendre, à imposer à l'entourage du malade ses convictions et sa volonté.

GRANDS LAVAGES. — Ces lavages ont été faits avec l'*eau de chaux*, puis avec des solutions de *chloral*, d'*acide salicylique*, de *coaltar*, d'*eau oxygénée*, etc., etc. Par l'emploi de ces substances variées, mais toujours sous forme de grands lavages répétés, les résultats obtenus ont été sensiblement plus nets et plus constants que par toutes les méthodes précédentes. J'ai souvent, pour ma part, il y a quelques années, essayé le coaltar, et, malgré un certain nombre d'insuccès, je crois à l'efficacité de ce moyen. — Des résultats sensiblement plus constants m'ont été fournis par les grands lavages avec la solution de *biiodure de mercure* à $\frac{1}{5000}$, et je continuerais peut-être encore à employer cet antiseptique si je n'avais observé chez un enfant de trois ans un cas fort net d'intoxication mercurielle. Il est en effet fort difficile et dangereux de confier aux parents le soin de faire les lavages, quand ces lavages doivent être pratiqués au moyen d'une substance toxique. Malgré toutes les précautions, l'enfant absorbe toujours une certaine quantité de liquide. Je n'en veux pour preuve que ce qui se passe avec les solutions de *naphtol A* à $\frac{1}{1000}$. Je n'ai jamais fait à un enfant deux ou trois lavages au moyen de cette solution sans observer, dès le lendemain, la couleur verte de son urine, et j'avais soin, cependant, de faire toujours des lavages brusques et peu prolongés. Avec les solutions mercurielles ou phéniquées le danger est donc évident, et la méthode des grands lavages, la plus parfaite de toutes, deviendrait elle-même impraticable s'il n'était possible de rencontrer dans l'arsenal thérapeutique actuel des substances à la fois très actives et pas du tout toxiques.

Dans la classification que nous avons adoptée des diverses méthodes de traitement : traitement exclusivement général, traitement mixte, traitement exclusivement local, et à la suite de cette énumération qui nous a conduit à cette conclusion que le traitement doit être local et que parmi les traitements locaux les grands lavages méritent la préférence, certaines formules ou méthodes plus ou moins complexes n'ont pu trouver place et, soit par leur utilité évidente, soit par la valeur personnelle de leurs promoteurs, soit par l'enthousiasme qui a accueilli leur divulgation, soit même par la nécessité de combattre certains préjugés enracinés et surtout des applications hors de propos, doivent cependant être citées avec quelques détails, parce qu'elles ne peuvent qu'apporter de nouvelles preuves à l'appui du principe qui doit diriger toute la thérapeutique de la diphthérie.

Avant donc de résumer ici, par un exposé de la méthode que je préconise, les indications qui me semblent résulter de l'étude qui précède, il est juste de signaler quelques méthodes générales de traitement communiquées par leurs auteurs à diverses sociétés, particulièrement à la Société médicale des hôpitaux, à la Société de thérapeutique, et surtout à la Société de médecine pratique qui, entraînée par un travailleur convaincu, M. Guelpa, semble s'être fait une spécialité de cette étude.

Sans revenir sur la méthode de RENOU, la première méthode de DELTHIL (fumigations), nous devons une mention surtout à celles de GAUCHER, de DESPINE, de COUSOT, de ZANELLIS et de GUELPA.

GAUCHER recommande avant tout la destruction des fausses membranes, il les enlève mécaniquement, les écouvillonne, les arrache et cautérise ensuite avec des solutions phéniquées fortes ou même avec le phénol camphré.

Nous avons dit déjà combien nous redoutions les traumatismes dans une arrière-gorge atteinte de diphthérie ; c'est dire que nous repoussons avec énergie la méthode de Gaucher et toutes celles qui pourraient lui ressembler, bien que DUBOUSQUET-LABORDERIE ait obtenu ainsi 77 guérisons sur 81 cas ; il est vrai qu'il y joignait des lavages.

Avec DESPINE on rentre dans une voie meilleure. Notre honorable confrère de Genève fait des grands lavages toutes les heures ou toutes les deux heures avec une solution d'acide salicylique à 1 1/2 ou 2 pour 1,000. Il emploie un ou deux litres par jour.

A cette dose, le pouvoir antiseptique de l'acide salicylique est bien faible. Au moins faudrait-il faire des lavages plus abondants et alors on risquerait de faire absorber assez de substance active pour avoir quelques inconvénients à redouter, surtout au point de vue de la perte d'appétit.

Le choix d'un antiseptique insuffisant est donc le seul reproche à faire à la méthode de Despine. Elle réalise, sur toutes celles qui l'ont précédée, et j'ajouterais volontiers suivie, un progrès considérable.

Cousot, de Bruxelles (1), a préconisé les grands lavages toutes les deux heures avec une solution mucilagineuse de tannin. Je n'ai pas expérimenté cette méthode qui a donné à son auteur 11 morts sur 281 cas. Les reproches que nous pouvons lui faire sont donc purement théoriques. Il nous semble que toute solution de tannin, assez concentrée pour être suffisamment antiseptique, ne peut manquer d'entrainer un peu de dysphagie malgré l'addition d'un liquide mucilagineux.

Zanellis a signalé récemment (2) les résultats expérimentaux et cliniques obtenus à l'aide de l'*iodoforme* qu'il considère, non seulement comme un excellent topique, mais encore comme un traitement interne de l'intoxication diphthérique. Cet auteur combine l'emploi de l'iodoforme avec les badigeonnages au jus de citron et à l'eau phéniquée ; l'iodoforme est appliqué en poudre sur les parties malades.

Malgré les bons résultats obtenus dans quelques cas, malheureusement trop peu nombreux, par Zanellis, nous ne croyons pas sa méthode appelée à un grand avenir, d'abord parce qu'elle est assez complexe, et ensuite parce qu'elle utilise un produit dont la toxicité est suffisante pour faire redouter des accidents.

La méthode de Guelpa est ainsi formulée :

1° Vaporisations phéniquées ;

2° Vomitif ou purgatif dès le début ;

3° Sulfate de quinine contre la fièvre ;

4° Irrigation tous les quarts d'heure ou toutes les demi-heures avec une solution étendue de perchlorure de fer ou d'eau phéniquée ;

5° Pas de badigeonnages, sauf dans les cas où l'accumulation des fausses membranes est considérable ;

6° Nettoyage par tous les moyens des fosses nasales ;

7° Trachéotomie hâtive dès que la respiration est entravée.

Cette méthode de traitement a la prétention, d'ailleurs justifiée, d'être applicable à tous les cas, le praticien pouvant se borner à quelques-unes seulement des diverses pratiques conseillées, suivant les indications fournies par chaque cas particulier. Comme celui de

---

(1) *Étude sur la diphthérie.* Bruxelles, 1888.
(2) *Journal de médecine de Paris,* 2 juin 1889.

Despine, elle utilise surtout les grands lavages et c'est ce qui en fait la valeur.

Nous avons dit déjà ce que nous pensions des vaporisations phéniquées et des vomitifs; le sulfate de quinine nous paraît, là comme dans un grand nombre de ses applications usuelles, parfaitement détourné de sa destination véritable. Quant au choix du liquide, nous persistons à croire que l'acide phénique ne peut être employé assez largement, et que le perchlorure de fer en solution à $\frac{1}{1000}$ est, comme l'acide salicylique à la même dose, tout à fait insuffisant. Mais, comme pour la méthode de Despine, si la composition du liquide antiseptique est défectueuse, le principe de la nécessité des grands lavages ne nous paraît pas moins avoir été nettement posé par Guelpa, et je suis heureux de me rencontrer avec lui engagé dans la même voie.

III. — Choix de l'antiseptique et exposé pratique de la méthode.

Le liquide destiné à faire d'abondants lavages dans l'angine diphthérique doit être très sérieusement antiseptique; il doit être dépourvu de causticité et posséder un pouvoir toxique pratiquement nul, pour que l'abus de son emploi par des personnes inexpérimentées et son absorption même à haute dose soit absolument sans danger.

L'*acide thymique* en solution à $\frac{1}{1000}$ réalise ces conditions. Il ressort des expériences de Bucholtz et de celles de notre excellent confrère et ami F. Berlioz, que l'acide thymique est infertilisant à la dose de $\frac{1}{2000}$ environ pour la plupart des bactéries. Après un contact prolongé, la dose de $\frac{1}{1000}$ serait même microbicide, même pour le bacille tuberculeux (1).

Pour tous ceux qui connaissent l'extraordinaire résistance de ce bacille, il est donc évident que l'action antiseptique de l'acide thymique est bien démontrée. L'absence de son pouvoir toxique ne l'est pas moins : une dose quotidienne de plus de 20 grammes d'acide thymique, soit en injections sous-cutanées, soit ingurgitée en poudre, n'a pas eu de suites fâcheuses chez un tuberculeux soigné par F. Berlioz.

---

(1) F. Berlioz in *Études expérimentales sur la tuberculose*, t. II, fasc. 1.

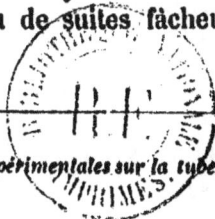

Nous ne pouvons manquer de rappeler ici un autre point important de cette remarquable observation, à laquelle il a été fait allusion plusieurs fois déjà dans les discussions de la Société de Médecine de l'Isère. L'urine de ce malade, dès que les doses quotidiennes
ont atteint un chiffre un peu élevé, a présenté une couleur noirâtre :
à 28 grammes, cette couleur était très accentuée. Ce fait n'a rien
d'extraordinaire puisqu'il se produit avec l'acide phénique ou le
naphtol ; mais ce qu'il y a de remarquable dans cette observation,
c'est que l'urine de ce malade a pu rester indéfiniment à l'air dans
notre laboratoire sans présenter jamais aucune trace de putréfac-
tion ni de fermentation ammoniacale ou autre. L'urine de ce malade était donc certainement stérilisée et non seulement aseptique
mais encore antiseptique.

Si un homme du poids de 60 et quelques kilogrammes peut absorber impunément près de 30 grammes d'acide thymique, soit
près de 0,50 par kilogramme, il est évident qu'il n'y a rien à redouter des quelque 20 ou 30 grammes de solution au $\frac{1}{1000}$ que pourra,
par hasard, absorber un enfant à la suite de lavages répétés. Au
point de vue de la causticité, il semble au premier abord que l'acide
thymique ait une action fâcheuse ; il n'en est rien parce qu'il ne
faut pas confondre l'action chimique avec la saveur, et s'il est vrai
qu'une solution même étendue possède une saveur caustique assez
prononcée, il n'en reste pas moins établi que l'acide thymique pur
en poudre est sans action fâcheuse sur la muqueuse de l'estomac,
et qu'on peut impunément manier une solution même concentrée
de ce produit. — La saveur caustique est d'ailleurs très passagère ;
elle atteint son maximum sur la langue, mais en aucun cas je ne
l'ai vu persister plus de 30 secondes

L'odeur de la solution thymique paraît agréable à certaines personnes, désagréable à d'autres. Pour ces dernières, on obtient une
correction toujours bien acceptée par l'addition d'une quantité
extrêmement faible d'essence de thym : une goutte par litre. Il
importe de ne pas dépasser cette dose en raison de la saveur caustique bien plus prononcée et de l'insolubilité presque complète de
cette essence On peut également, ainsi que le conseille le Dr Berlioz, ajouter un peu de saccharine. Cette modification n'est utile que
chez les enfants qui utilisent la solution en gargarismes.

En résumé, l'acide thymique, substance à la fois inoffensive et
fort active, réalise toutes les conditions à rechercher dans un médicament dont il faut pouvoir abuser sans crainte. Certes, il ne réunit
pas encore l'agrément à la sécurité et à la promptitude de son

action. Nous sommes convaincu qu'il pourra être remplacé par quelque substance analogue, mais de saveur plus agréable

Nous avons, dans cet ordre d'idées, essayé quelquefois de le remplacer par d'autres antiseptiques, le naphtol A, par exemple. — Ce dernier produit a une saveur un peu moins caustique, il est vrai, mais il offre en revanche plusieurs inconvénients : et d'abord sa solubilité moindre ; il faut pour l'assurer ajouter à chaque litre de liquide près de 60 grammes d'alcool. Si la saveur est moins caustique, elle n'est pas pour cela plus agréable. Il est de plus peu facile de se procurer du naphtol de composition toujours identique, et ce produit nous parait assez variable suivant sa provenance, il tache assez fortement le linge et la lumière parait l'altérer. Pour tous ces motifs, nous sommes donc revenu bien vite à l'acide thymique, bien qu'il ne réalise encore que les deux premiers termes de la fameuse formule : *tuto, cito* et *jucunde*.

C'est en solution à $\frac{1}{1000}$ que l'acide thymique doit être employé. Une solution plus faible ne donne pas les mêmes résultats; plus forte elle a une saveur trop désagréable.

Pour faciliter la dissolution, le liquide de lavage doit être ainsi formulé :

Acide thymique cristallisé (1).	1 gramme.
Essence de thym............	une goutte.
Alcool....................	30 grammes.

Faire dissoudre et ajouter :

Eau...............	1 litre.

Pour les lavages dans le nez, la formule doit être ainsi modifiée :

Acide thymique.....	50 centigrammes.
Alcool.............	15 grammes.

Faire dissoudre et ajouter :

Sel marin........ ..	6 grammes.
Eau tiède..........	1 litre.

Il importe, en effet, de remarquer que le contact de la solution à $\frac{1}{1000}$ froide et non salée avec la muqueuse nasale est plus que désagréable, il est presque douloureux quoique sans danger.

Le mode d'emploi est le gargarisme froid chez l'adulte qui sait bien se gargariser. Chez l'enfant, c'est le grand lavage de l'arrière-gorge.

---

(1) Bien que le terme de thymol soit chimiquement synonyme, il importe de formuler ainsi pour éviter toute confusion avec des spécialités pharmaceutiques beaucoup moins actives.

Pour ces lavages, je me suis servi longtemps de la seringue à anneaux de la contenance de 250 à 300 grammes. Actuellement je n'emploie plus que le vulgaire irrigateur Éguisier, qu'on trouve partout et qui est plus facile à manier.

La quantité de liquide injecté chaque fois doit être au moins d'un quart de litre dans les cas bénins ; d'un demi-litre ou plus dans les cas graves. Si l'instrument fonctionne bien, le robinet doit être ouvert aux trois quarts.

On m'a souvent objecté que les lavages sont difficiles ; je puis, après une longue expérience, affirmer qu'il n'en est rien. Et d'abord, beaucoup d'enfants dès l'âge de 4 ou 5 ans les acceptent bien, ouvrent volontiers la bouche et se laissent irriguer sans résistance. Dès l'âge de 6 ou 7 ans, la frayeur de la mort est déjà une raison qui les décide. Il ne faut pas négliger, en outre, les petits cadeaux, les jouets, les images, donnés à l'enfant docile et impitoyablement refusés aux autres. Il est absolument important de se montrer avec les enfants de cet âge à la fois bienveillant et ferme. J'ai bien souvent tenu à des enfants, en une ou plusieurs fois, le raisonnement suivant : « Si « tu ne veux pas mourir, il faut que tu laisses faire les lavages, et « si tu es docile, on te donnera une poupée ou un livre d'images. « Si tu résistes, on ne te donnera rien du tout mais on fera les « lavages quand même, et si tu n'ouvres pas la bouche on fera le « lavage par le nez. » Il est rare que dans tout le cours d'un traitement on ne soit pas obligé d'en venir une fois à mettre la menace à exécution ; mais il ne faut pas hésiter à le faire. Autant il est bon de ne pas brusquer les enfants, autant il est utile de leur montrer de temps en temps qu'on a sur eux la supériorité de la force.

Dans quelques cas exceptionnels, et toujours chez le très jeune enfant, l'emploi de la force est nécessaire chaque fois. Il est alors extrêmement important de ne pas agiter et surexciter le petit malade par une lutte prolongée, et voici comment on y parvient :

Tous les préparatifs sont faits dans une pièce voisine, loin de l'enfant et sans qu'il y ait été fait devant lui aucune allusion. L'irrigateur est chargé et monté, puis confié à celui des parents qui le maniera. Une personne vigoureuse saisit alors brusquement l'enfant et l'*immobilise entièrement* par la manœuvre suivante :

1er temps : Immobiliser entre ses jambes les jambes de l'enfant ;

2e temps : Abaisser et immobiliser de la main gauche les *deux* mains de l'enfant ;

3e temps : De la main droite fortement appuyée sur le front immobiliser la tête.

L'ensemble de la manœuvre n'exige qué quelques secondes. La personne chargée du lavage intervient alors brusquement, introduit la canule dans la bouche et ouvre le robinet. Il suffit habituellement de profiter d'un cri pour introduire la canule ; parfois il faut pincer le nez. Chez les enfants plus âgés et tout à fait indociles, on fait au besoin une fois par le nez un lavage avec la solution à $\frac{1}{1000}$. A partir de ce moment l'enfant est dompté, au point qu'on lui fera ouvrir la bouche quand on voudra.

Il importe que toute l'opération soit faite rapidement, brusquement, et surtout que l'immobilisation de l'enfant soit bien assurée. Dans ces conditions, on évite les pleurs et les scènes de désespoir ; l'enfant est plutôt surpris que mécontent.

Le lecteur voudra bien me permettre, à ce sujet, une petite digression sur la manière de procéder pour bien voir le fond de la gorge d'un enfant. Là encore il ne faut, le plus souvent, ni du raisonnement ni de la lutte, mais de la surprise.

Que l'on compte ou non sur la bonne volonté du malade et, sauf chez ceux qui se font un véritable plaisir de vous montrer leur arrière-gorge, on procède, après avoir bien choisi l'emplacement au point de vue de l'éclairage, comme pour une irrigation ; mêmes préparatifs hors de la vue de l'enfant qui ne doit pas se douter qu'on a une cuillère dans la main et qu'on va l'examiner. Dès qu'il est sérieusement immobilisé, bien en face du jour, et prenant la précaution d'écarter les parents qui veulent voir en même temps, on se tient prêt à profiter d'un cri ou d'une protestation de l'enfant pour introduire d'un seul coup l'abaisse-langue ou le manche de la cuillère (une grande cuillère toujours) jusqu'à la base de la langue au contact du voile du palais. Il suffit alors d'abaisser la main et on maintient ainsi la bouche ouverte, sans aucun effort, aussi longtemps qu'il est nécessaire. Il n'en serait plus du tout de même si, comme le recommandent quelques auteurs, on voulait procéder avec lenteur d'avant en arrière. Chez certains enfants on briserait les dents plutôt que d'ouvrir la bouche. Si la manœuvre a été manquée, il vaut mieux renoncer pour un instant à tout examen et recommencer dix ou quinze minutes plus tard dans de meilleures conditions.

Il est presque inutile de faire remarquer que pour l'emploi de la lumière artificielle, le médecin doit toujours lui-même tenir la lampe.

Tous ces détails ont l'air bien futiles ; ils sont importants néanmoins et répondent à une objection bien souvent faite à la méthode des grands lavages, à savoir qu'ils sont difficiles. Or, je le demande à tout praticien, si, ce que je n'admets pas, les grands lavages sont difficiles, que seront donc les badigeonnages, et si vous ne savez pas introduire dans la bouche d'un enfant la canule d'un irrigateur, parviendrez-vous mieux à toucher au moyen d'un pinceau et huit ou dix fois par jour les points malades, tous les points malades et rien que les points malades ?

Pour ne rien négliger de ce qui a trait aux détails pratiques de la méthode, il importe de préciser combien de lavages doivent être faits chaque jour.

Dans les cas pris absolument au début, je me suis toujours contenté de 8 lavages dans les 24 heures, soit un toutes les trois heures, *jour et nuit*. Pour peu que les plaques soient déjà un peu étendues, il ne faut pas hésiter à en faire un toutes les heures. C'est donc en moyenne 12 lavages par 24 heures qu'il faut pratiquer. C'est dire qu'il faut employer de 3 à 6 litres de la solution.

Tel est le traitement que j'emploie sans interruption aucune depuis près de deux ans, et qui m'a donné des résultats si parfaitement favorables que je n'hésite pas à le recommander comme aussi actif que facile et peu dangereux. Jusqu'en 1887 j'avais vu bien des diphthéries, je les avais traitées par tous les procédés connus et même parfois par ceux qui ont été préconisés depuis, mais le nombre des morts restait considérable. Depuis le mois d'octobre 1887, sur plus de 100 malades ainsi traités, 2 sont morts (1). J'ai rapporté déjà ces deux observations à la Société de Médecine de l'Isère ; je n'y reviendrai que pour rappeler que de ces deux malades, l'un est mort le 10e jour avec des symptômes très nets d'urémie à forme encéphalique ; le deuxième est mort de faim après 15 jours, par suite de paralysie de la déglutition. Dans les deux cas, j'avais cessé de voir les enfants dont l'angine était guérie, et dans le deuxième cas les parents se sont montrés assez inintelligents pour ne pas me signaler l'impossibilité de l'alimentation. A part ces deux cas, observés tous deux à peu près à la même époque (2) et dans une même maison de la rue des Alpes, tous les autres ont guéri.

Ce n'est pas que l'épidémie ait diminué, bien au contraire, puis-

---

(1) Mon excellent confrère et ami le Dr Nicolas, médecin en chef de l'Hôpital, a, dès la même époque et quelques jours seulement après moi, adopté le même traitement exclusif, mais avec un succès plus grand encore : il n'a pas perdu un seul malade.

(2) Décembre 1887.

que nos statistiques officielles pour la ville de Grenoble nous donnent, depuis le 1er janvier 1889, des chiffres mensuels de 7, 13, 12, 7, 13, 10 morts par diphthérie.

On m'objectera que nous sommes tombés, mon confrère Nicolas et moi, sur une série heureuse ; c'est possible, mais comme nous continuons à voir l'un et l'autre des enfants traités autrement et qui meurent, il faut croire ou que la chance nous favorise bien ou que la méthode est bonne.

Je dois reconnaître, pour être complet, que ma statistique ne comprend pas une dizaine de cas dans lesquels j'ai été appelé au 7 ou 8e jour auprès d'enfants profondément intoxiqués, saturés d'ipéca, meurtris par des badigeonnages, enfants au cou énorme répandant autour d'eux une odeur infecte, et chez lesquels j'ai pu obtenir cependant quelquefois une survie d'un ou deux jours. Je ne citerai pas davantage le cas d'un jeune homme de 14 ans qui, avec une obstination rare, s'est énergiquement opposé à tout traitement.

Ce que j'affirme absolument, c'est que je n'ai jamais vu se reproduire une fausse membrane pendant le traitement ; je n'ai pas vu davantage s'étendre une fausse membrane déjà formée et de plus, chez tous ceux qui ont été traités dès le début par ma méthode, les accidents consécutifs, sauf dans deux cas, ont toujours été bénins.

Presque jamais, je le reconnais encore, je n'ai évité absolument un peu de paralysie et surtout de l'inappétence et de l'anémie prolongées ; mais, en résumé, je ne compte que deux accidents vraiment graves : 1o l'urémie chez un enfant déjà signalé plus haut comme mort ; 2o une bronchite diphthérique extrêmement grave chez une petite fille qui, après de nombreuses inhalations fluorhydriques et une longue convalescence, a guéri.

Dans ma communication orale à la Société de Médecine de l'Isère, je signalais encore un point particulier du traitement de l'angine au début, sur lequel je croyais, en raison de son importance théorique, devoir attirer l'attention de mes collègues. Il s'agit de la fréquence des récidives et non seulement des récidives immédiates, de celles qui succèdent à l'interruption prématurée du traitement, mais encore des récidives à longue échéance beaucoup moins fréquentes, il est vrai, que les précédentes, mais assez nombreuses cependant pour m'avoir vivement frappé. Jusqu'en 1887, je considérais comme au moins extrêmement rares les récidives de la diphthérie : pour mieux dire, je n'en avais jamais observé. Depuis cette époque, j'en ai vu plusieurs cas incontestables, et je ne serais pas éloigné de croire que cette fréquence plus grande des récidives tient précisément à l'activité de la médication, qui viendrait entraver le développement des colonies bacillaires avant que l'intoxication soit suffisante pour créer l'immunité.

Quant aux récidives immédiates, elles sont presque constantes si les lavages sont interrompus trop tôt. Aussi ai-je l'habitude de conseiller aux parents : 1° de continuer les lavages une ou plusieurs semaines après guérison ; 2° de faire prendre aux enfants et de prendre eux-mêmes l'habitude du gargarisme antiseptique bi-quotidien. Ces recommandations sont rarement suivies d'effet.

Je ne puis songer à faire ici l'énumération détaillée des cent et quelques cas que j'ai observés et traités depuis 1887. A titre d'exemple, je citerai seulement la première et la dernière observation :

OBSERVATION.

Mˡˡᵉ P.., quai Xavier-Jouvin, 18, âgée de cinq ans.

Dans la nuit du 2 au 3 octobre 1887, fièvre, agitation, quelques vomissements.

Je vois cette enfant le 3 octobre au soir et constate sur les deux amygdales quelques plaques de diphthérie. Ganglions du cou un peu tuméfiés. Le traitement est commencé de suite et consiste uniquement en grands lavages avec la solution d'acide thymique au millième au moyen d'une grande seringue à anneaux. Lait comme boisson, lait comme aliment.

Au quatrième jour, les plaques ne sont pas encore entièrement détachées ; mais elles sont très franchement limitées et il ne s'en est pas développé d'autres. La voix est un peu rauque ; menaces de croup. Le traitement est continué avec d'autant plus d'exactitude que dans l'appartement voisin vient de mourir de diphthérie un enfant de trois ans, malade depuis le 2 octobre. Le 7 et le 8, disparition de tous les symptômes ; plus de fausses membranes. La voix a repris son timbre normal.

Le 9, le traitement a été un peu relâché, surtout la nuit ; réapparition d'une légère tache. Les lavages sont repris avec régularité et rien ne vient plus interrompre la convalescence.

Le 13 octobre, je cesse de voir cette enfant dont la convalescence a été très simple : à peine un peu d'altération de la voix ; peu d'anémie ; retour rapide de l'appétit.

OBSERVATION.

Le 5 juillet je suis appelé à voir, dans une maison isolée du boulevard de Bonne, n° 23, deux malades, la mère et l'enfant, celui-ci âgé de neuf ans. Tous deux ont ressenti les premiers symptômes de deux à trois heures du matin, tous deux ont été réveillés par une sensation douloureuse dans la gorge avec gêne de la déglutition. Il n'a été employé comme traitement, le premier jour, que des tisanes quelconques. Le 4, un médecin appelé fait des badigeonnages au perchlorure de fer et donne à l'intérieur ce même médicament à la dose de trente gouttes par litre pour la mère, de vingt gouttes pour l'enfant. Une cuillerée toutes les demi-heures.

Le 5, dans l'après-midi, des fausses membranes épaisses, étendues, mal limitées tapissent toute l'arrière-gorge de la mère ; chez l'enfant, les plaques sont plus épaisses encore et envahissent même la partie moyenne et presque antérieure de la voûte palatine. Peu de ganglions chez la mère, mais adénite énorme chez l'enfant dont le cou tuméfié présente cet aspect si caractéristique de l'angine très infectieuse. Tous deux ont beaucoup de peine à ouvrir la bouche, chez tous deux langue très sale et odeur infecte de l'haleine.

A ce moment, 5 juillet, dans l'après-midi, début du traitement par les grands lavages auxquels je crois devoir joindre, dans le cas particulier et en raison de l'extension déjà considérable des fausses membranes, la glace mise dans la bouche sans interruption.

La mère fait indifféremment des gargarismes et des lavages : un toutes les demi-heures.

Pour l'enfant, la solution est employée en grands lavages à l'irrigateur : un toutes les heures. Pour tous deux régime lacté exclusif.

Le 6, chez tous deux, les fausses membranes n'ont ni augmenté ni diminué, mais sont mieux limitées.

Le 7, syncope de peu de durée chez la mère.

Le 8, la mère a spontanément expulsé, par fragments, presque toutes les fausses membranes, il n'en reste que quatre ou cinq petites paraissant peu adhérentes.

Chez l'enfant, la vaste plaque palatine semble si mobile que par une injection dirigée sur ses bords elle se détache entièrement et tombe dans la cuvette. Cette fausse membrane est bien la plus volumineuse que j'aie jamais vue : plus large qu'une pièce de 5 fr. en argent, elle atteint au centre un centimètre entier d'épaisseur. Derrière elle la muqueuse paraît saine et il ne reste plus qu'une petite plaque presque carrée, large de 8 ou 9 millimètres sur le pilier droit. Nasonnement très prononcé, mais amélioration très grande de la déglutition.

Le 11, plus de fausses membranes du tout, pas plus chez la mère que chez l'enfant. Il existe seulement chez ce dernier un peu de dépoli de la muqueuse du pilier droit des amygdales au niveau de la tache disparue en dernier lieu.

Le 13, pas de reproduction des fausses membranes, mais chez la mère la paralysie du voile du palais s'est accentuée davantage et l'alimentation est difficile. L'enfant déglutit plus facilement, mais sa voix est tellement modifiée qu'il est difficile de le comprendre.

Le 15, l'amélioration est de plus en plus grande. Le cou de l'enfant est à peu près revenu à l'état normal, il ouvre beaucoup mieux la bouche, il déglutit facilement et parle mieux. L'appétit est revenu.

La mère n'a plus comme symptôme que sa paralysie du voile du palais, encore a-t-elle trouvé, en se pinçant le nez chaque fois, le moyen de faire passer les aliments. Chez tous deux l'état général est extrêmement amélioré, et les fausses membranes n'ont pas reparu.

Le traitement est continué, mais seulement à la dose d'un lavage toutes les deux heures, nuit et jour.

En dix jours, ces deux malades ont utilisé 100 grammes d'acide thymique, soit un hectolitre de la solution.

Il est facile de voir par cette dernière observation que si je préconise les grands lavages thymiques comme méthode exclusive du traitement de l'angine au début, il importe néanmoins de faire, chez les malades soignés tardivement, la part d'indications variées auxquelles le lavage seul ne peut répondre.

Il est évident, par exemple, que le lavage ne peut se substituer à la trachéotomie dans un cas de suffocation imminente. Je ne compte pas davantage sur les grands lavages seuls pour faciliter le décollement de fausses membranes très étendues, ayant envahi déjà la presque totalité de l'arrière-gorge. Dans ces conditions, j'emploie volontiers la glace maintenue sans interruption dans la bouche. Il pourra même m'arriver parfois d'enlever avec des pinces et des ciseaux des lambeaux flottants de membranes ; mais, en aucun cas, je ne les arrache et je ne me sers pour les détacher ni d'un écouvillon, ni même d'un pinceau souple.

Il a été question déjà des inhalations fluorhydriques, que j'emploie souvent soit avec l'acide fluorhydrique seul, soit quand le local s'y prête, avec le fluorure de bore. Ce mode de traitement a une application tout indiquée chez les enfants atteints de bronchite, et chez ceux qui, à la suite de leur angine, ont perdu tout appétit. Je suis également un partisan très convaincu des courants continus sur les membres, des courants induits au voile du palais comme moyen de hâter la guérison de paralysies persistantes. En aucun cas je ne condamne le malade au lit, et je recommande de laisser ses fenêtres toujours ouvertes.

Comme traitement interne je lui donne du lait, lait comme médicament, lait comme boisson, lait comme aliment.

La méthode qualifiée d'exclusive que je préconise ne consiste donc pas à faire de grands lavages thymiques et à négliger tout le reste. Elle ne combat que l'angine ; mais l'angine, ainsi que l'avait si bien remarqué TROUSSEAU, est le point de départ de la maladie, et il suffit de l'arrêter à son début pour empêcher, ou tout au moins atténuer dans une large mesure, tous les symptômes de la diphthérie.

E. GALLOIS.

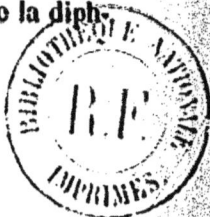

15 juillet 1889.

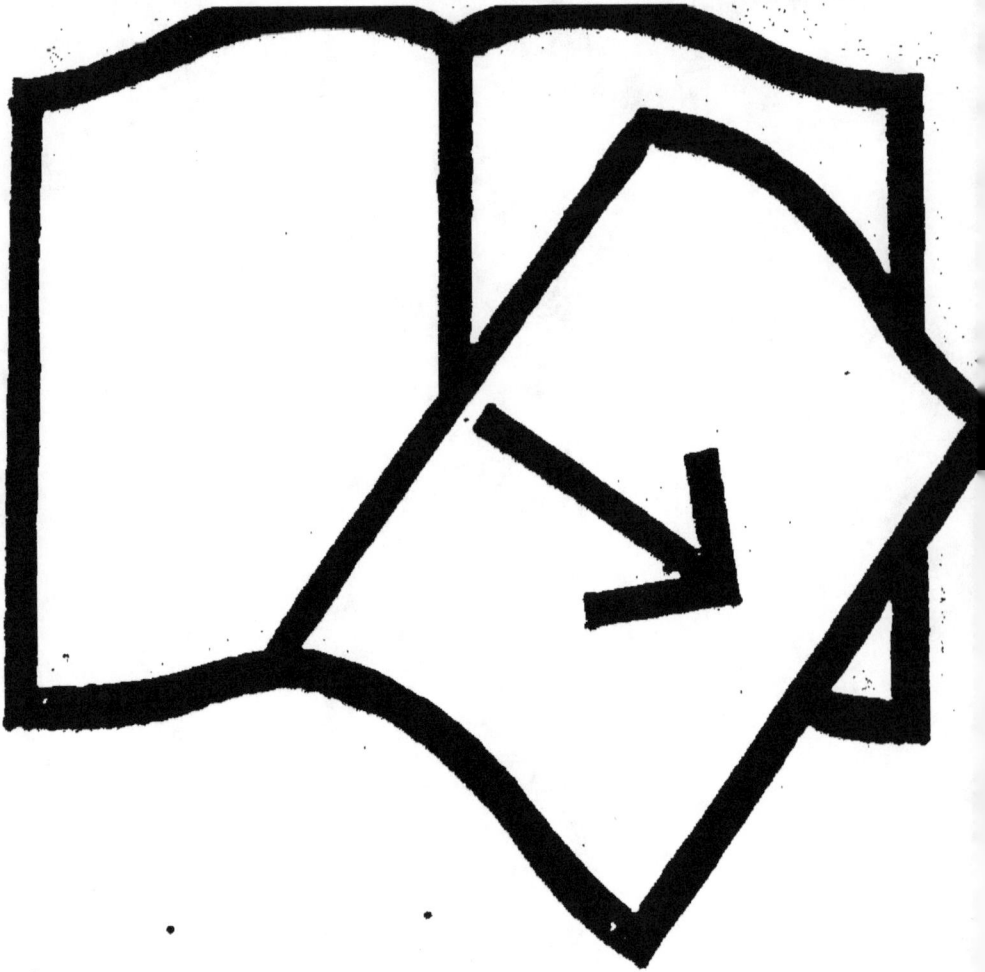

Documents manquants (pages, cahiers...)
NF Z 43-120-13